Javier Díez Chamarro
Alejandro Barranco López

Modelo geométrico preditivo de dose em órgãos de risco

Javier Díez Chamarro
Alejandro Barranco López

Modelo geométrico preditivo de dose em órgãos de risco

em tratamentos de mama com radioterapia externa de feixe tangencial

ScienciaScripts

Imprint

Cover image: www.ingimage.com

This book is a translation from the original published under ISBN 978-3-8417-6269-6.

Publisher:
Sciencia Scripts
is a trademark of
Dodo Books Indian Ocean Ltd. and OmniScriptum S.R.L publishing group

120 High Road, East Finchley, London, N2 9ED, United Kingdom
Str. Armeneasca 28/1, office 1, Chisinau MD-2012, Republic of Moldova, Europe
Printed at: see last page
ISBN: 978-620-5-66514-5

Conteúdos

Agradecimentos

A arte é eu, a ciência é nós.

- Claude Bernard, An Introduction to the Study of Experimental Medicine, Claude Bernard, An Introduction to the Study of Experimental Medicine.

Este trabalho não só põe fim ao Mestrado em Física Médica, como também serve de encerramento da minha residência no Hospital Radiophysics do Hospital Clinico Universitário Lozano Blesa, em Saragoça.

Gostaria de agradecer, a preto e branco, aos parceiros da minha formação na aplicação da física à saúde durante estes anos, entre 2018 e 2021.

Antes de mais, estou eternamente grato aos colegas do Serviço de Física e Protecção Radiológica do Lozano Blesa, por cavalgar sobre os ombros de grandes pessoas e colegas. Graças a Esther, Araceli, Miguel, Alejandro Gartia, Sheila, Sonia, Javier Jimenez, Pedro, Pablo, Mamen, Marta, Aurora, Carlos, Luis David, Bea, Evangelina, Yolanda, Celia.

Menção especial a Alejandro Barranco, criador da ideia e promotor, colaborador e tutor deste trabalho. Também, parceiro de múltiplos compiladores. Obrigado pelas vossas contribuições, conselhos, conversas, ideias, discussões e revisões.

Obrigado também a todos os membros do Serviço de Radioterapia do mesmo hospital, desde o primeiro ao último, com quem partilhei experiências enriquecedoras e aprendi em todas as facetas sobre o complexo e duro, mas ao mesmo tempo gratificante, trabalho por detrás da aplicação da radiação no tratamento do cancro.

Por outro lado, graças a Cristina Santa Marta, também tutora deste trabalho e coordenadora do Mestrado em Física Médica, por ser sempre tão rápida e eficiente, quer por telefone, e-mail ou videoconferência, respondendo a revisões, dúvidas e resolvendo uma vasta gama de problemas burocráticos em todo o Mestrado. Neste sentido, graças também a Asuncion Gonzalez e Maria Belen Gallardo, por me terem conseguido inscrever contra o relógio e com sucesso em todas as disciplinas de cada um dos cursos.

Além disso, e como sempre em cada passo que dou, gostaria de agradecer àqueles que desde o primeiro dia da minha vida têm apoiado a minha formação: obrigado pai e mãe. Estou sempre em dívida para convosco.

Resumo

Este documento apresenta um modelo baseado na anatomia da paciente para prever a percentagem do volume ipsilateral do pulmão e/ou do coração que recebe pelo menos uma certa dose nos tratamentos da mama com campos estáticos de radioterapia de feixe externo tangencial.

O modelo baseia-se numa correlação entre a percentagem de órgão saudável que é directamente irradiado pelo feixe tangencial e a variável prevista acima mencionada: percentagem de órgão saudável que recebe pelo menos uma determinada dose.

Uma das chaves do modelo é calcular a primeira variável, percentagem de órgão saudável que é directamente irradiada pelo feixe tangencial, a partir do ficheiro de estrutura DICOM de cada paciente.

A previsão é feita a partir desta variável, calculada por um programa desenvolvido para este fim, e a partir da equação da linha de correlação da dose a ser prevista. Para obter a inclinação e a ordenada na origem, é necessário calibrar o modelo com base nos tratamentos já planeados, cuja distribuição da dose absorvida nos órgãos de interesse é conhecida.

Dois modelos independentes foram calibrados (linhas de correlação obtidas) por lateralidade da doença: pulmão direito em irradiação exclusiva de mama direita e pulmão esquerdo e coração esquerdo à esquerda.

Ambos os modelos mostram uma boa correlação na gama de doses entre 20 e 90% da dose prescrita para a mama afectada e uma correlação excepcionalmente boa entre 35 e 85%.

Ao *meu pai, Antonio Diez Lopez, porque uma grande parte de vós vive em mim. Obrigado pai, por tudo. À minha mãe, Pepa Chamarro Salvachua, que a vossa alegria continue a brilhar em nós.*
Para Ana, porque o futuro é nosso.

Capítulo 1
Introdução

A capacidade de compreender algo antes de ser observado está no centro do pensamento científico.

- Carlo Rovelli, A Ordem do Tempo

Este capítulo visa contextualizar o leitor sobre: cancro da mama e o papel que a EBRT (Radioterapia Externa) desempenha no seu tratamento (secção 1.1. 1.1)o equipamento e as técnicas utilizadas (secção 1.2). 1.2) e o fluxo de trabalho envolvido num tratamento EBRT (secção 1.3). 1.3).
Esta informação de fundo é conveniente para os capítulos seguintes onde são discutidos tópicos relacionados. O leitor familiarizado com o processo TEN do cancro da mama pode ir directamente para o capítulo seguinte onde são descritos os objectivos deste trabalho.

1.1 Cancro da mama e radioterapia externa

O cancro da mama é o cancro mais frequente e mais mortal nas mulheres em todo o mundo [1]. A REDECAN (Red Espanola de Registros de Cancro) estima que em 2021 mais de 33.000 mulheres foram diagnosticadas com esta doença [2].
A detecção por programas de rastreio baseados em mamografia pode detectar a doença numa fase precoce e reduzir significativamente a mortalidade [3, 4]. Outras causas de detecção incluem sintomas clínicos tais como palpabilidade da lesão, dor, sangramento, corrimento mamário, eritema, sensibilidade mamária, etc.
Em 64% das detecções, a doença está confinada à glândula mamária, enquanto em 28%, está também localizada numa ou mais das três regiões linfonodais adjacentes: axilar, clavicular ou mamária interna [5].

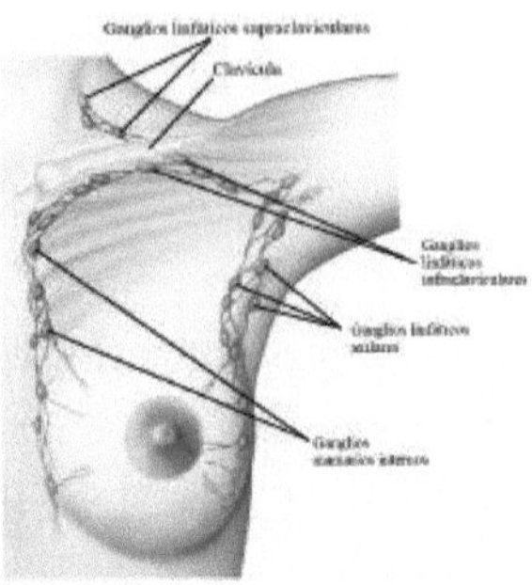

Figura 1.1: Glândula mamária e regiões linfáticas adjacentes.

A estratégia de tratamento nestes casos em que a doença não foi metastasisada é uma terapia local primária baseada em cirurgia seguida por radioterapia adjuvante e terapia sistémica adjuvante que consiste numa combinação de quimioterapia e radioterapia.
e/ou terapia hormonal, dependendo do tipo de biomarcadores [6].
O objectivo da radioterapia pós-cirúrgica é tratar doenças locais subclínicas que não são previsíveis na sala de operações. Relativamente ao modo de emissão de radiação, a divisão mais difundida distingue entre emissão de radiação de feixe externo ou EBRT [7] e braquiterapia [8], em que uma fonte radioactiva é colocada no interior ou perto do volume alvo. Ambos podem ser entregues exclusivamente no leito tumoral, IMP (Irradiação Parcial dos Seios), ou no peito inteiro (incluindo o leito), IMC (Irradiação Total dos Seios).
A radioterapia após a cirurgia de conservação dos tecidos mamários demonstrou ser tão eficaz como a mastectomia radical em termos de taxas de recidiva local e sobrevivência [9]. A cirurgia conservadora com a subseqüente TEN está indicada em aproximadamente 90% das lumpectomias mamárias.
A IMC com uma dose de sobreimpressão (impulso) sobre o leito de tumor operado demonstrou uma sobrevivência semelhante à IMC sem impulso mas com uma menor recorrência local [10] e é a escolha padrão de irradiação em TEN.
Além disso, as regiões dos gânglios linfáticos afectados podem ser incluídas no volume a irradiar no caso de SLNB positivo [11] ou em doentes de alto risco com SLNB negativo [12].

1.2 LINACs para uso médico e técnicas de irradiação

O LINAC (Acelerador *Linear*)* é a máquina por excelência utilizada em TEN. São frequentemente referidos simplesmente como aceleradores e são capazes de ministrar tratamentos para uma grande variedade de patologias. Figura 1.2 1.2 mostra algumas das suas partes gerais.

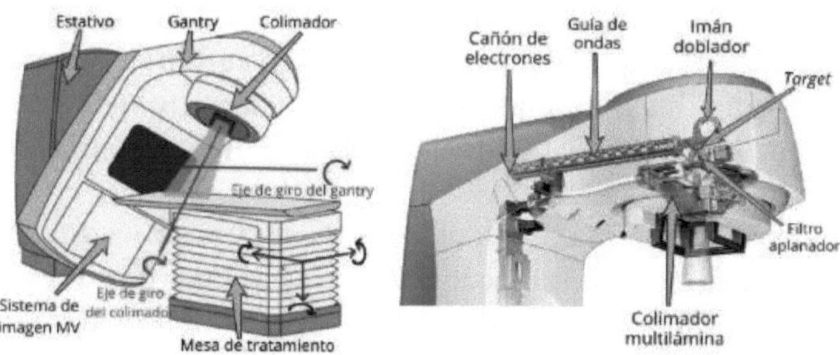

Figura 1.2: À esquerda, esboço de um acelerador médico e de uma mesa de tratamento com os seus movimentos: rotação do *pórtico*, colimador e traduções e possíveis rotações do tampo da mesa. À direita, diagrama detalhado do gerador de radiação ionizante e sistema colimador de um acelerador ONCOR, imagem adaptada, cortesia da *Siemens Healthineers.*

Estes dispositivos emitem radiação ionizante sob a forma de fótons ou electrões. O sistema de geração é baseado na aceleração de electrões dentro de uma guia de onda com uma diferença potencial que geralmente vai de 6 MV (Megavolt) a 25 MV e produz um feixe útil de electrões.

Para a emissão de fótons, interpõe-se um alvo metálico sobre o qual o feixe é colidido. A desaceleração dos electrões produz pelo efeito *Bremsstrahlung* um feixe de fotões com um espectro energético característico que é limitado pelo potencial de aceleração. Na prática, a energia do feixe de fotões é caracterizada pelo potencial a que os electrões são acelerados na guia de onda. Assim, as energias de fotões mais comuns disponíveis nos aceleradores médicos comerciais são, supostamente, 6, 10 ou 15 MV.

---

*No campo radioterápico, a energia de uma partícula é considerada elevada quando é da ordem de MeV (Megaelectron volt) ou superior.

O sistema de colimação de radiação mais difundido é o que se baseia em MLC (Multileaf Collimator).Colimador *colimador*). É constituída por uma série de lamelas de cerca de 10 cm de espessura e uma largura de alguns mm. A espessura da lamela é relevante para a atenuação do feixe, enquanto a largura está relacionada com a resolução da colimação, quanto menor a largura, maior a resolução. As lamelas estão dispostas numa disposição sólida para minimizar a transmissão de radiação entre elas. Cada lamela, por meio de sistemas mecânicos, tem a capacidade de se mover unidimensionalmente e deslizar sobre as duas lamelas adjacentes. Este sistema é montado na cabeça do acelerador e gira de forma sólida à medida que o colimador gira.

Este sistema permite a segmentação, a partir de cada ângulo do *pórtico,* de um campo de radiação através do qual é possível irradiar o PTV *Planning Target Volume) e proteger o*(Volumen Volume Alvo de Planeamento (PTV) e para proteger o OAR (*Órgão Em* risco) (figura 1.3). 1.3).

Das técnicas menos complexas e tecnologicamente mais exigentes, distinguem-se as seguintes três técnicas internacionalmente difundidas para o tratamento da radiação das RTE.

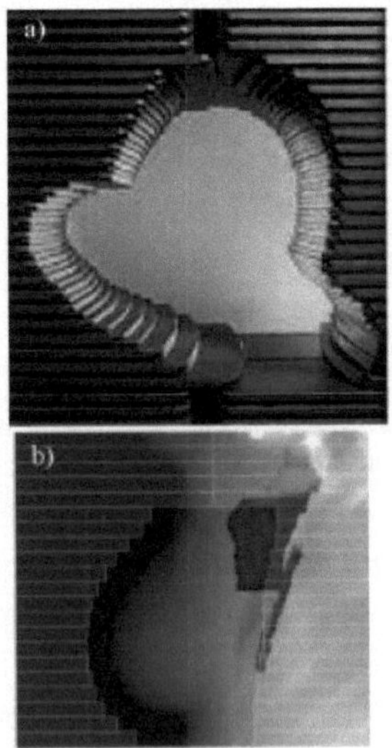

Figura 1.3: a) Fotografia frontal de um MLC formando um segmento arbitrário, obtido de [13]. b) BEV (*Beam Eye* View) de um campo tangencial anterior de um tratamento de mama conforme MLC. Cada

rectângulo semi-sólido representa uma fatia do colimador. Como visto no RDR (Reconstructed Digital Radiography), todos eles formam um segmento contendo a projecção do peito afectado nesse ângulo do *pórtico*. Recuperado de [14].

- 3D-CRT (*3D* Conformal *Radiation Therapy*): Este é o tratamento estático por excelência. Nele, todos os parâmetros geométricos e dosimétricos são constantes durante a irradiação: ângulo do *pórtico* e do colimador, posições das fatias, assim como taxa de dose.

- IMRT (*Terapia por Radiação Modulada de* Intensidade): Neste tratamento, em cada campo a rotação do *pórtico* e do colimador também se mantém constante, mas durante a irradiação as lâminas movem-se modulando em cada orientação de incidência o fluxo integrado de partículas ionizantes que emergem da cabeça. A taxa pode ou não ser constante, dependendo do modelo LINAC.

- VMAT (Volumetric *Modulated Arc Therapy*): Este é o tratamento mais dinâmico: durante a irradiação do paciente o *pórtico* gira em torno do paciente descrevendo um arco circunferencial. Entretanto, a posição das lâminas e a taxa de dose variam a favor de um tratamento óptimo.

A localização superficial da mama torna a abordagem do tratamento 3D-CRT, para a maioria das pacientes, dosimetricamente melhor para órgãos proximais saudáveis: pulmão ipsilateral, peito contralateral, pulmão contralateral e coração [15]. Além disso, a utilização desta técnica requer menos recursos humanos (tempo para o desenvolvimento do plano de tratamento e controlo de qualidade) e recursos técnicos (tempo de acelerador para o controlo de qualidade do tratamento).
No entanto, em certos casos, a geometria do peito afectado e dos órgãos saudáveis próximos torna óptima a utilização destes últimos segundos de outras técnicas mais complexas, tais como IMRT ou VMAT.

1.3 Fluxo de trabalho em radioterapia externa

O processo de radioterapia é levado a cabo por uma equipa

multidisciplinar composta por especialistas em oncologia de radioterapia e radiofísica hospitalar, técnicos de radioterapia e dosimetria, bem como por licenciados em enfermagem. O fluxo de trabalho envolvido no tratamento das RTE pode ser visto no diagrama seguinte:

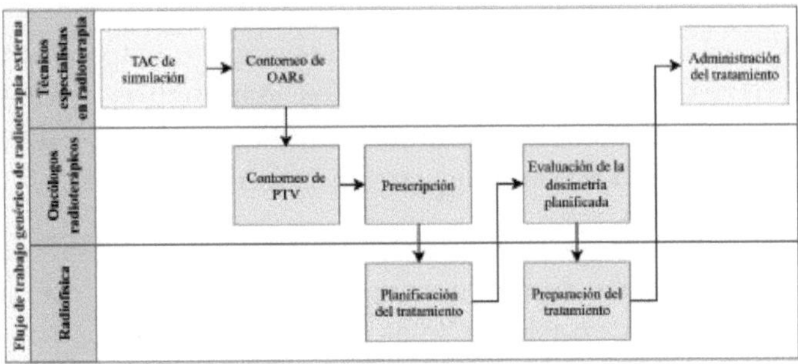

Figura 1.4: Fases e partes responsáveis no processo genérico de radioterapia externa. As coloridas em amarelo implicam a presença do paciente no hospital. Elaboração própria.

Cada uma das fases deste fluxo geral será detalhada abaixo, com particular ênfase no caso do cancro da mama e nos conceitos de interesse para este trabalho.

Simulação de tratamento CT

Desde que a disponibilidade global de CT (Tomografia Computadorizada) e TPS (Sistema de Planeamento de Tratamento) se tornou mais amplamente disponível. TPS Treatment Planning System(Planificacion de Tratamientos) nos hospitais, a radioterapia externa não é compreendida nos hospitais, a radioterapia externa não pode ser compreendida se não estiver ligada a uma imagem de simulação CT (Tomografia Axial Computorizada). É chamado como tal^ porque é utilizado para simular o tratamento de radioterapia para cada paciente, optimizando e calculando a dose depositada em cada ponto do espaço.

Esta abordagem implica fazer a dupla assunção chave da terapia de feixe externo: em cada sessão de tratamento, o paciente será colocado na mesma posição que no dia da TC simulada (em que o tratamento está planeado) e permanecerá na mesma posição durante a duração do tratamento.

As tomografias computorizadas utilizadas nos departamentos de radioterapia não são muito diferentes das utilizadas na radiologia de diagnóstico. Em geral, têm um calibre maior do que este último, o que é útil para que os sistemas de retenção de doentes possam passar amplamente através do furo do TAC. Outra diferença é a existência de sistemas laser montados nas paredes e/ou no tecto da sala. Cada uma projecta uma cruz na parede oposta cujo centro coincide com os centros das outras cruzes no mesmo ponto da sala. As salas de tratamento RTE com LINAC de alta energia têm o mesmo sistema laser que permite a reprodutibilidade do posicionamento. TAC TAC-posicionamento do acelerador.

O oncologista de radiação indica a região do corpo a ser digitalizada e a posição do paciente (supino/poderoso). A reconstrução da imagem do TAC resulta num conjunto de n_z fatias axiais com uma espessura de corte que, no campo da radioterapia, se situa normalmente entre 1 e 5 mm. Cada uma destas fatias tem um número (nx e n_y respectivamente nas direcções transversal e anteroposterior) de tamanhos fixos de píxeis para cada direcção x e y. A reconstrução gera nx^ny-nz voxels, cada um deles com um valor cinzento cuja profundidade tem 2^{nbits} níveis. Toda esta informação da TC juntamente com outros metadados ou atributos são armazenados digitalmente em ficheiros que seguem a norma DICOM (Digital Imaging and Communications in Medicine) [16].

Nos tratamentos de irradiação mamária, geralmente são utilizadas espessuras de corte de 3 ou 5 mm na reconstrução e a aquisição é realizada craniocaudalmente desde a base do queixo até à completa inclusão dos pulmões. O posicionamento é principalmente na posição supina utilizando um plano inclinado no qual as costas da paciente descansam como imobilizador, a fim de separar o tecido mamário da região clavicular.

Em casos específicos de IM (mama esquerda), foi demonstrado o benefício dosimétrico de tecido saudável em posicionamento propenso [17, 18], especialmente em seios pendulares. Outra técnica com a mesma lógica (afastar tecido saudável do volume alvo) é a irradiação a DIBH (Fundo Inspiration Breath Hold) [19], embora não seja aplicável a todos os pacientes, pois requer a sua cooperação no controlo do seu ciclo respiratório e a sua capacidade de o manter contido ao longo do tempo. Actualmente, a aplicação prática destas técnicas não é amplamente utilizada internacionalmente e os benefícios entre uma e outra são ainda objecto de debate [20].

Uma tarefa importante na fase de simulação é a determinação da origem das coordenadas tridimensionais na imagem. Para este efeito, a varredura é realizada ligando três pastilhas metálicas no paciente, exactamente na pele, no centro da cruz projectada a partir de cada laser (paredes laterais e tecto). Estes pellets são utilizados porque são claramente visualizados na imagem reconstruída e assim o ponto de contacto entre a cruz laser e a pele pode ser identificado na imagem. A origem das coordenadas é estabelecida na imagem 3D como o ponto no plano axial onde as três pastilhas são expostas simultaneamente e onde a linha que passa através das duas pastilhas laterais e uma linha perpendicular que passa através da terceira se intersectam.
No local onde estão em contacto com a pele do paciente, são tatuadas pequenas marcas, que são úteis para reproduzir a posição do TAC na sala de tratamento, utilizando o mesmo sistema laser.

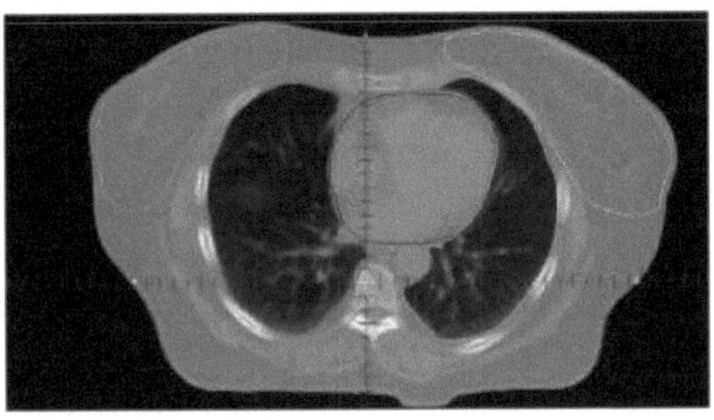

Figura 1.5: Imagem do planeador XiO mostrando a fatia axial contendo as três pastilhas fixadas à pele do paciente, útil para indicar na imagem a posição da origem das coordenadas. CT, marcado com uma crista amarela.

Esboço de estruturas: PTV e OAR

Uma vez adquirida uma imagem de paciente, surge a necessidade de segmentar regiões de interesse especial. Como solução para este problema, nasceu o ficheiro DICOM FILE nasceu como uma solução para este problema. Neste ficheiro, a informação referente a estas regiões é codificada e está sempre associada a outro ficheiro DICOM. DICOM FILE ficheiro contendo a informação da imagem.
Cada estrutura k é definida nesta norma como um conjunto ordenado de nk coordenadas tridimensionais (xi, yi, zi), com i=1, 2, ..., nk no que diz respeito à origem. TAC de simulação.
Os sistemas de geração de estruturas são geralmente baseados em

programas informáticos com ferramentas para delimitar, fatia a fatia e um a um, as estruturas de interesse. Recentemente, foram incorporadas no mercado soluções com sistemas automáticos baseados em atlas anatómicos [21, 22] ou inteligência artificial [23] para auto-segmentar as estruturas de interesse. OAR. Contudo, em tais casos é aconselhável que estas estruturas sejam revistas e editadas manualmente, se necessário, por um especialista.
Em qualquer dos métodos de geração, o resultado final é um conjunto de ROIs (Regiões de Interesse). Cada estrutura é codificada por um conjunto de sequências kz. Cada sequência é definida num plano axial e tem a coordenada associada do eixo z do plano a que pertence. Uma sequência é composta por uma ou mais séries de pontos bidimensionais ordenados representados por coordenadas no plano x-y. Estes pontos são considerados nos sistemas de planeamento e outros telespectadores de estruturas. DICOM telespectadores de estruturas como vértices de polígonos. Uma grande variedade de operações algébricas e geométricas pode ser visualizada e executada através das ferramentas informáticas incorporadas em cada programa, bem como interpolando ou extrapolando pontos em planos onde não tenham sido contornados, se necessário.
Vale a pena notar dois tipos de estruturas, as PTV e a OAR. Um PTV, como o seu nome sugere, é um volume a ser irradiado. A lesão ou lesões a serem tratadas estão contidas neste volume. Em contrapartida, a OAR são todos aqueles órgãos que, como efeito colateral do tratamento, receberão uma certa dose que deve ser monitorizada, optimizada e/ou limitada.
No caso deste trabalho, as ROIs fundamentais são: PTV do peito afectado, pulmão ipsilateral, peito contralateral e coração.

Prescrição e restrições

O oncologista da radiação é responsável por prescrever a administração da dose. Deve prescrever a cada um PTV a PD (Dose de de Prescrição) e indicar um fracionamento ou número de sessões em que esta dose total é administrada. De igual modo, pode indicar a dose por sessão, para além da DP. Finalmente, indicar o horário do tratamento e a sua frequência, ou seja, o horário em que dia ou dias o tratamento será dado e quantas vezes por dia.
Os tratamentos padrão são programados uma vez por dia, cinco dias

por semana: de segunda a sexta-feira. A dosagem prescrita depende da patologia, com a dosagem padrão por sessão em TEN é 2 Gy.
Para além da prescrição, fraccionamento e frequência, o oncologista de radiação indica critérios de cobertura de dose sobre a PTV e restrições de dose para OAR que o tratamento planeado deve cumprir. Os critérios devem ser expressos com a seguinte pontuação:

$$V_i(D)[\%] > \text{o} < \% \text{ volumen de } i$$

onde V_i (D) [%] é a percentagem do volume da estrutura i que recebe pelo menos uma dose D, que deve ser (como indicado pelo alvo ou restrição) maior ou menor do que um determinado volume da estrutura i. A dose D é expressa como uma percentagem da dose prescrita. Além disso, é comum limitar a dose máxima de uma estrutura ou a sua dose média Dmed .
Os critérios de cobertura PTV habitualmente utilizados nos tratamentos padrão baseiam-se no documento [24] e são os seguintes:

- V_{PTV} (95%) > 95%
- V_{PTV} (107%) < 1% V (107%) < 1% V (107%) < 1% V

Isto é, pelo menos 95% do PTV tem uma dose superior a 95% da dose prescrita e no máximo 1% do volume de PTV tem uma dose superior a 107% da DP.
A tolerância de dose de cada órgão em risco depende do fraccionamento do tratamento e, portanto, as restrições impostas também. O Quadro 1.1 lista, de acordo com a literatura, alguns dos diferentes horários de tratamento da RTE mamária completa e as suas restrições.
Fraccionamento em IMC tem uma tendência histórica para a hipofracção. O seguimento do ensaio clínico START [25] demonstra que passar de um fraccionamento padrão de 2 Gy por sessão em 25 sessões (50 Gy total) para 2,67 Gy por sessão em 15 sessões (40,05 Gy total) é seguro e eficaz. É actualmente o fracionamento mais comum. Uma hipofracção mais extrema, favorecida na sequência do surto da pandemia da *COVID-19* em todo o mundo, é a relatada no âmbito dos ensaios clínicos *FAST* e *FAST-Forward,* respectivamente [26] e [27], em que o tratamento é ministrado em 5 sessões com um PD de 26 ou 27 Gy (5,2 ou 5,4 Gy/fracção).
Os volumes de gânglios linfáticos afectados são tratados com a mesma

dose e fraccionamento que a mama. Nos casos indicados, é administrada uma dose extra a um VTP dentro da mama VTP contendo o leito do tumor, o que reduz o risco de recorrência local em oposição ao aumento da toxicidade na mama. A esta dose de sobreimpressão chama-se *impulso*. A dose total prescrita para o leito tumoral é de 48 Gy em fraccionamento moderado e 29 Gy em fraccionamento extremo. Estas doses já incluem que o peito recebe 40,05 ou 26/27 Gy, ou seja, a dose de sobreimpressão respectivamente é: 7,95 Gy (em 15 fracções) e 3/2 Gy (em 5 fracções).

Planeamento do tratamento de radioterapia

Nesta fase, o radiofísico é responsável por uma tripla tarefa:

- Definir as instruções necessárias para que a LINAC deve ser capaz de se reproduzir na administração do tratamento.

- Tais instruções ou plano de tratamento devem ser de molde a produzir uma distribuição de dose sobre o TAC que cumpra, na melhor medida possível, a cobertura e as restrições indicadas pelo oncologista radiologista.

- Que a distribuição da dose calculada é fiel à que será efectivamente depositada. Isto inclui a verificação de que o estado de referência inicial e subsequentes controlos de qualidade de cada equipamento envolvido no processo (simulação CT [28], TPS [29], LINAC e detectores utilizados [30]) estão correctos.

Os TPS são programas de software que ajudam nesta tarefa. Utilizam algoritmos de cálculo de dose configurados com base em medições experimentais para cada LINAC [31]. Uma vez criado um plano de tratamento, o programa calcula a distribuição da dose associada à sua irradiação no paciente. Esta distribuição é uma matriz de dose volumétrica cuja resolução em tratamentos padrão é de 3 x 3 x 3 mm em cada dimensão, ou seja, a cada voxel deste tamanho é atribuído um valor único de dose média absoluta absorvida pelo tecido que o contém. Esta informação dosimétrica é armazenada no DICOM FILE ficheiro de dose.

Os TPS são capazes de gerar ficheiros FICHEIROS DICOM ficheiros contendo as instruções necessárias para que o acelerador irradie o tratamento de forma a reproduzir no paciente a distribuição de dose computada na TC. Estes ficheiros consistem numa série de pontos de controlo ou discretições do tratamento. Em cada ponto de controlo, entre outros parâmetros, são especificados os seguintes:

- Energia de feixe.
- Ângulo de rotação do colimador.
- Posição pivotante do pórtico.
- Posição de cada uma das lâminas MLC.
- UM (Monitor Unit)† para irradiar.

A figura seguinte mostra imagens de um TPS comercial onde podemos observar como exemplo ilustrativo o VMAT e o planeamento de conformidade tangencial 3D de uma irradiação MI, bem como curvas de isodose relativas à PD numa fatia axial da TC:

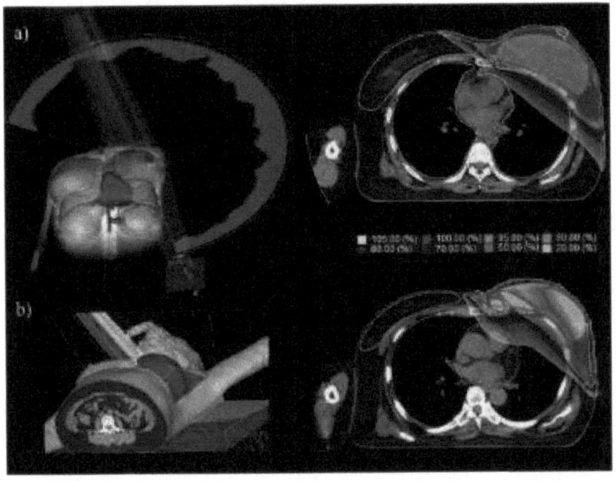

Figura 1.6: Imagens de tratamentos MI com técnicas: a) VMAT e b) tangencial em 3D. Respectivamente à direita, distribuições de dose de uma fatia axial da TC de planeamento. Imagem adaptada, obtida a partir de [32].

†Os UMs são uma quantificação da radiação gerada dentro da cabeça do acelerador. Isto é indirectamente detectado por um sistema redundante de câmaras de ionização calibradas que cortam o gatilho quando qualquer uma delas atinge o valor planeado.

Quadro 1.1: Horários completos de irradiação mamária com TEN com indicações, prescrições, fracções e restrições.

TEN no cancro da mama					
Esquema de tratamento	**Indicação**	**Técnica**	**Dose (Gy)**	**Fracções**	**Restrições**
Moderadamente hipofractionado [ ]	Após cirurgia conservadora 0 mastectomia	3D-CRT IMRT VMAT	40.05 Gy to breast/wall, envolveu áreas de gânglios linfáticos e, se indicado, 48 Gy simultâneos na cama	15x(2,67 Gy peito/parede, áreas de gânglios linfáticos afectados e, se indicado, 3,2 Gy cama tumoral) 1 fx/dia, 15 dias, 3 semanas	Pip: V(12 Gy)<15% V(12 Gy)<15% V(12 Gy)<15% V(12 Gy)<15 Cor: V(2Gy)<30 %, V(10Gy)<5 %.
Avanço Rápido [ ]	Após cirurgia conservadora 0 mastectomia	3D-CRT IMRT VMAT	26 Gy ao peito/parede, áreas de gânglios linfáticos afectados e, se indicado, 29 Gy simultaneame	5x(5.2 Gy peito/parede, áreas de gânglios linfáticos afectados e, se indicado,	Pip: V(8 Gy)<15% Cor: V(1,5 Gy)<30%, V(7 Gy) <5%.

			nte à cabeceira da cama	5.8 cama tumoral) 1 fx/dia, 5 dias, 1 semana	
Hipofracção semanal 3.]	Após cirurgia conservadora 0 mastectomia	3D-CRT IMRT VMAT	30 Gy peito/parede, 27,5 Gy áreas de gânglios linfáticos afectados e, se indicado, 42 Gy peito/parede, 27,5 Gy áreas de gânglios linfáticos afectados e, se indicado, 42 Gy cama	5x(6 Gy breast/wall y 5.5 Gy affected lymph node areas) e, se indicado, 2x6 Gy tumour bed) 1 fx/semana, 5-7 dias, 5-7 semanas	Pip: V(20 Gy)<45%, V(30 Gy)<35% Cor: V(5 Gy)<40% Cor: V(5 Gy)<40% Cor: V(5 Gy)<40 V(20 Gy)<20% MC: V(5 Gy)<15% V(5 Gy)<15% V(5 Gy)<15% V(5 Gy)<15
Hipofracção pré-operatória moderada [	RT pré-operatória com QT (HER2+)	3D-CRT IMRT VMA	40.05 Gy to breast/wall, envolveu áreas de	15x(2,67 Gy breast/wall l,	Pip: V(12 Gy)<15% V(12 Gy)<15%

J4].	0 com HT em luminal	T	gânglios linfáticos e, se indicado, 48 Gy simultâneos na cama	envolveu áreas de gânglios linfáticos e, se indicado, 3.2 Cama de tumor gy) 1 fx/dia, 15 dias, 3 semanas	V(12 Gy)<15% V(12 Gy)<15 Cor: V(2 Gy)<30% V(2 Gy)<30% V(2 Gy)<30% V(2 Gy)<30 V(10 Gy)<5% V(10 Gy)<5% V(10 Gy)<5% V(10 Gy)<5% V(10 Gy)<5

Histograma de volume de dose

Para além da representação espacial da distribuição das doses, os planeadores representam os chamados DVH (DoseHistograma de Dosis Volumen)é um gráfico que compreende uma série de curvas úteis para uma avaliação compacta da distribuição da dose de um planificador. É um histograma de dose cumulativa que é calculado para cada estrutura contornada no tratamento a partir do FICHEIROS DICOM ficheiros de dose e estrutura. Cada estrutura tem uma curva dose-volume acumulado associada. O eixo x representa a dose, expressa ou em unidades absolutas (geralmente cGy) ou como uma percentagem relativa à DP do tratamento. O eixo y representa o volume da estrutura que recebe pelo menos uma certa dose D(x), geralmente expressa como uma percentagem do volume relativo à estrutura ou em centímetros cúbicos. A figura 1.7 mostra um exemplo de uma comparação DVH.

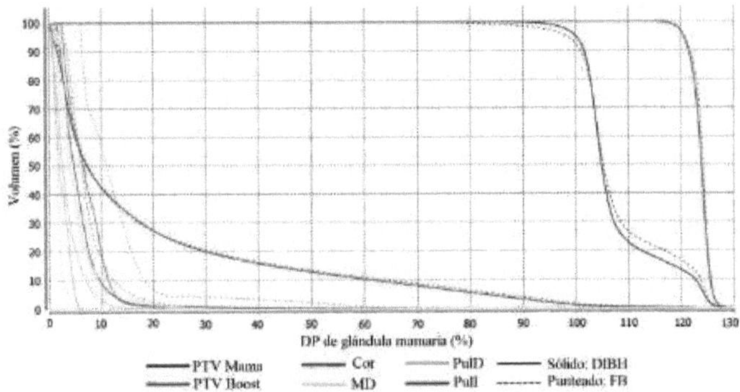

Figura 1.7: DVH em unidades relativas comparando um tratamento de mama esquerda em FB *(Respiração Livre)* vs. outro em DIBH. Imagem adaptada para fins académicos a partir de [35].

O DVH permite uma avaliação rápida de se a dosimetria cumpre os constrangimentos impostos, uma vez que estes são representáveis como pontos do histograma. Por exemplo, no DVH em figura 1.7, o volume pulmonar esquerdo que recebe pelo menos 30% da dose prescrita é de 20%, o que não satisfaz a restrição imposta para tratamento hipofractor moderado no quadro 1.1, V(30%)<15%.

Avaliação da dosimetria planeada

Nesta tarefa, o oncologista de radiação verifica se a distribuição da dose proposta no planeamento é clinicamente aceitável e, em caso afirmativo, aprova o tratamento. Se não for este o caso, o tratamento deve ser planeado de novo.

Preparação do tratamento

Esta fase inclui as tarefas associadas para a LINAC pode entregar o tratamento e assegurar que cada sessão irradiada seja devidamente registada.
Pode também incluir a verificação do plano [36], quer com ferramentas de software de cálculo de distribuição de dose redundante, quer por irradiação do tratamento do acelerador planeado em detectores adequados com análise subsequente. Se houver uma disparidade significativa entre o planeado e o resultado da verificação, é aconselhável investigar a razão e/ou planear de novo.

Gestão do tratamento

Em geral, cada sessão de tratamento é constituída por duas partes:

- **Posicionamento do paciente**: Na simulação do tratamento CT, é estabelecida uma posição do paciente em relação à máquina de tratamento. Antes de iniciar o tratamento, é essencial que o paciente seja posicionado nesta posição, de acordo com a simulação de tratamento planeada. Para este fim, a maioria dos LINACs comerciais incluem sistemas integrados de imagem de raios X kV ou MV, ou ambos, com os quais se pode opcionalmente IGRT (, antes do tratamento.Radioterapia Guiada por por) antes do tratamento. A IGRT consiste em adquirir uma imagem do paciente na posição de tratamento, subsequentemente a imagem obtida é registada com a imagem de referência (planeando TC ou RDR obtidos a partir dela), obtendo uma série de traduções e opcionalmente rotações para levar a posição real do paciente para a posição de referência.

- **Irradiação do tratamento**: Quando o paciente está na posição apropriada, o tratamento é irradiado. Durante a irradiação, o paciente é monitorizado por sistemas de vídeo e áudio por especialistas em radioterapia. São responsáveis por assegurar que o tratamento é entregue de acordo com o plano e podem fazer uma pausa e retomar o tratamento, se necessário.

Capítulo 2

Objectivos

É errado pensar que a tarefa da física é descobrir como é a Natureza. A física diz respeito ao que dizemos sobre a Natureza.

- Niels Bohr, Sobre Física Quântica

O objectivo deste trabalho é prever qual é a técnica mais adequada para o tratamento radioterápico do cancro da mama. Especificamente, pretende prever se o tratamento com tangencial 3D-CRT é adequado ou se deve ser utilizada uma técnica mais complexa.
Para este efeito, deve ser calculada a percentagem de OAR que absorve uma dose capaz de produzir efeitos adversos se o tratamento tiver de ser planeado com 3D-CRT. TÉCNICA DE 3D-CRT. Se a percentagem de OAR for maior do que as restrições impostas, seria aconselhável planear o tratamento com uma técnica mais complexa.
Para calcular a percentagem da RAO que receberia uma dose D indicativa de possíveis efeitos adversos, será definido um novo parâmetro geométrico, a que chamaremos volume de RAO exposto. Este parâmetro depende das características anatómicas de cada paciente e será correlacionado com o volume do OAR que absorve esta dose D. Esta correlação ajudará na escolha da técnica de tratamento a ser utilizada.
Será desenvolvido um modelo teórico e um algoritmo que, de acordo com as regras do modelo, obterá as linhas de correlação entre o volume de OAR absorvido por uma dose D e o volume de OAR exposto. Uma vez que os órgãos em risco são diferentes para tratamentos de mama esquerda e direita, será feito um modelo para cada caso. Os modelos serão calibrados a partir dos horários existentes para uma gama de doses D abrangendo uma vasta gama.

Capítulo 3
Métodos

O que esquecemos frequentemente é que um modelo não é uma descrição da realidade; é uma descrição dos nossos pressupostos sobre a realidade.

- Jeremy Gunawardena, Modelos em biologia: 'descrições precisas do nosso pensamento patético'.

3.1 O quadro teórico

A base do modelo é a correlação entre as duas variáveis seguintes:

- A **percentagem de OAR interceptada pelo feixe óptimo**. Esta é uma variável puramente geométrica que depende da anatomia de cada paciente e é calculada a partir das estruturas contornadas na TC de planeamento, de acordo com as regras descritas abaixo. É indicado para cada órgão em risco i como VI_i (Volume Intersectado do órgão i)onde i=Cor (Coração), PulD (Pulmão Direito) ou PulI (Pulmão Esquerdo). É expressa em percentagem em relação ao volume total do órgão i.

- A **percentagem de OAR que recebe pelo menos uma dose** D. A dose é expressa em percentagem em relação à DP do PTV: D[%]. Para cada estrutura i esta variável é designada como Vi (D[%])[%]. Esta será a magnitude a ser prevista.

Inicialmente, é necessário calibrar o modelo com base nos planos já feitos, cujos valores Vi(D[%])[%] são conhecidos (a partir da curva DVH de cada estrutura). Para obter a inclinação m e a ordenada na origem n da linha de correlação, é efectuado um ajustamento dos dados em quadrados mínimos. VIi[%] - *Vi* (D[%])[%] para uma linha recta. Como medida do grau de correlação entre estes valores, é utilizado o coeficiente de correlação de Pearson r, a raiz quadrada da estatística R2 que mede a bondade de ajuste da regressão linear.
Uma vez que m(D) e n(D) foram determinados, é necessário calcular o VIi VIi para fazer a previsão da Vi(D), como se segue:

$$V_i(\mathrm{D})^{Predicho} = m(\mathrm{D}) \cdot VI_i + n(\mathrm{D}) \tag{3.1}$$

Computação de *VIi[%]*

O ponto de partida do modelo são estruturas tridimensionais contornadas no CT de planeamento. Cada tratamento será considerado como um sistema geométrico que consiste nas seguintes estruturas:

- PTV do peito afectado
- MC (Contralateral Breast)
- PulI
- PulD
- Cor

Nos tratamentos MD (mama direita), V I $_{PulD}$[%] é calculado enquanto em MI *VIPulI* [%] e *VICor* [%]. Estes volumes destinam-se a estimar em cada caso a intersecção entre o OAR e o feixe directo óptimo e são definidos da seguinte forma (interpretação visual na figura 3.1):

$$VI_{PulD} = \sum_j \Delta z \left([PulD]_j \bigcap [Haz\ (\theta_{opt})]_j \right) \tag{3.2}$$

$$VI_{PulI} = \sum_j \Delta z \left([PulI]_j \bigcap [Haz\ (\theta_{opt})]_j \right) \tag{3.3}$$

$$VI_{Cor} = \sum_j \Delta z \left([Cor]_j \bigcap [Haz\ (\theta_{opt})]_j \right) \tag{3.4}$$

onde:

- A soma $\sum_j$ é estendida a todas as fatias de CT com *j* referindo-se à jth slice.

- Δz é a espessura da fatia de CT ou a distância entre duas imagens axiais‡ . É um valor característico da imagem reconstruída.

- $[PulD]_j$, $[PulI]_j$ e $[Cor]_j$ são respectivamente o pulmão direito, o pulmão esquerdo e as estruturas do coração delineadas na fatia j .

- $[Haz\ (\theta_{opt})]_j$ é a representação do feixe de tratamento óptimo na fatia j da reconstrução. Esta estrutura é modelada de acordo com as regras escritas na secção seguinte.

‡As n imagens da reconstrução

Modelação de feixes $^{[\mathrm{Haz}(\theta)]}$

Pretende-se delimitar o feixe directo que, após ter sido colimado pelo MLCirradia o peito. Para este efeito, será criada a estrutura $[\mathrm{Haz}(\theta)]$, definida como uma série de rectângulos nas fatias axiais onde existem PTV peito. Estes rectângulos têm uma série de características comuns:

- Contêm todo o PTV, sendo tangente a ele no seu contorno posterior.

- O ângulo de incidência θ (representa o ângulo do *pórtico*) é a inclinação dos lados principais do rectângulo com o eixo anteroposterior do paciente. É o mesmo para todas as fatias.

- O lado maior do rectângulo que se sobrepõe ao paciente deve atravessar o paciente até ao fim. Ou seja, nenhum canto do rectângulo deve estar dentro do paciente.

3.1.1 Óptimo ângulo de irradiação tangencial

O ângulo óptimo de irradiação tangencial 0_{opt} é definido como tal que a intersecção entre o feixe tridimensional [Beam(0_{opt})] com as estruturas [Cor] e [PIp (Pulmon Ipsilateral)] é mínima e não intersecta o [MC] em mais de 2% do seu volume total:

$$\theta_{opt} = \theta \mid \min\left\{[\mathrm{Haz}(\theta)]\bigcap[\mathrm{PIp}] + [\mathrm{Haz}(\theta)]\bigcap[\mathrm{Cor}]\right\} \wedge [\mathrm{Haz}(\theta)]\bigcap[\mathrm{MC}] < 2\%\mathrm{Vol}([\mathrm{MC}]) \quad (3.5)$$

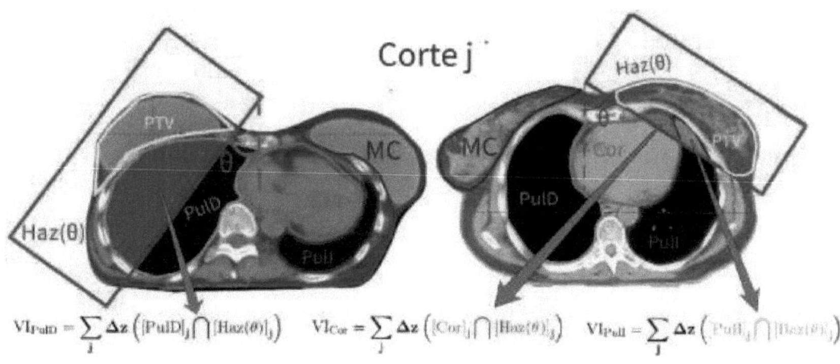

Figura 1: Representação gráfica de um *j-slice* arbitrário do TAC de planeamento onde as estruturas e definições de interesse do modelo são visualizadas. À esquerda um caso MD e à direita um caso MI. MI CASE. O caso CASO MD O caso mostra um ângulo de incidência de feixe *0* longe do óptimo.

3.2 O programa

Para implementar o modelo, é desenvolvido um código em linguagem de programação Python capaz de, a partir de um ficheiro de estruturas DICOM, calcular VI_{PulD}[%] em tratamentos MD ou VIPulI [%] e VICor [%] em tratamentos MI.

Além disso, a fim de calibrar o modelo, é capaz de obter por interpolação, a partir de ficheiros com a informação DVH, o Vi (D)[%] de Cor, PulD e PulI para uma série de doses de Dj de interesse.

A Figura 3.2 mostra o algoritmo do programa que servirá de índice para explicar os detalhes.

O programa actua sobre um directório, configurado como uma variável interna do código, que contém os ficheiros FICHEIROS DICOM ficheiros de estrutura e os ficheiros de texto DVH de todos os pacientes. É importante que os nomes de ambos os ficheiros do mesmo paciente contenham a mesma identificação do paciente (no nosso caso o código "AR" ou código de saúde da Comunidade Autónoma de Aragão) para que o programa possa corresponder a eles. Inicialmente, cria uma lista na qual cada elemento inclui informação de identificação do paciente, o caminho para o seu ficheiro de estrutura e o caminho para o ficheiro de texto DVH. A própria execução do programa é uma iteração sobre os elementos desta lista. Para cada elemento, faz o seguinte:

3.2.1 Leitura e identificação de volumes

Utilizando a biblioteca *pydicom* descodifica e armazena em variáveis toda a informação contida no ficheiro DICOM FILE ficheiro de estruturas. A partir dele obtemos as seguintes informações:

- Este valor é a distância entre as fatias axiais consecutivas reconstruídas no TAC simulação. Esta informação não aparece directamente no DICOM FILE mas pode ser inferido. Assumindo que os contornos são contornados apenas em fatias reconstruídas (e não em interpolações destas), *Sz* é obtido como a diferença mínima não nula entre as coordenadas z longitudinais do conjunto de pontos que constituem as estruturas. É necessário calcular os volumes das estruturas como uma soma sobre a área da estrutura numa fatia axial vezes essa espessura da fatia.

- **Peito e lateralidade PTV**. O peito PTV é tomado como aquele com a menor coordenada z longitudinal (mais caudal), outros PTV possíveis são PTV outros PTV possíveis presentes, se existirem, seriam os volumes de *impulso* e/ou de gânglios linfáticos, que de qualquer modo têm um mínimo de z-coordenadas superiores às do PTV peitoral devido à sua localização superior.

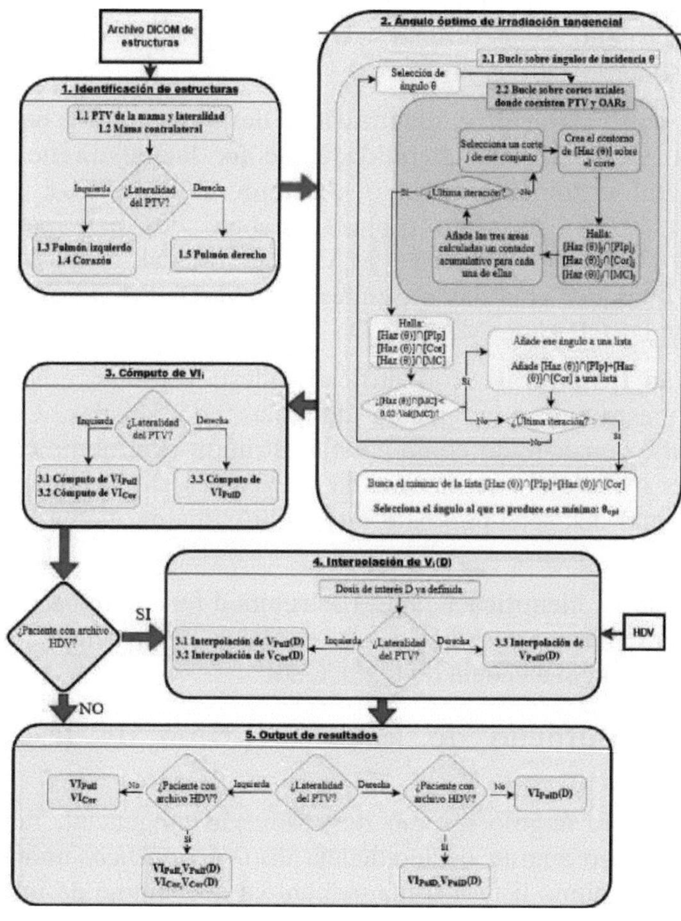

Figura 2: Fluxo de processos levados a cabo pelo código

desenvolvido.

Para tal, é feita uma primeira lista de PTV, iterando sobre todas as estruturas presentes no ficheiro e seleccionando aquelas cujo atributo RTROIInterpretedType é igual a 'PTV'. Iterando sobre essa lista, é feita uma segunda lista onde cada item é a coordenada z mínima de cada PTV. A partir desta segunda lista tomamos como PTV aquele com o mínimo z mais baixo é tomado como mãe PTV.

A lateralidade é determinada de acordo com o sinal da média de todas as coordenadas-x dos pontos que compõem a estrutura identificados como PTV peito. Será correcto se o sinal for positivo (média superior a 0) ou esquerdo, caso contrário.

- **Peito contralateral**. A identificação desta estrutura é baseada no nome da estrutura e da lateralidade. Se for lateral direito, o peito contralateral é tomado como a estrutura cujo nome é uma das seguintes cadeias de texto (nomes estabelecidos pela pessoa que esboça): 'MAM_I , 'MAM-I', 'MAM_IZ', 'MAM _I', 'MI'. Se for deixada, qualquer uma das seguintes: 'MAM_D', 'MAM-D', 'MAMA D', 'MAM DRCHA' ou 'MAMA_D'.
- **Pulmão Ipsilateral**. A identificação desta estrutura é baseada no nome da estrutura e na média das suas coordenadas. O pulmão ipsilateral é considerado como aquela estrutura cujo nome contém os caracteres "PUL" e cuja média de todas as coordenadas x (transversais) dos seus pontos é a mais próxima da média x do peito PTV.
- **Coração**. A identificação desta estrutura é feita com base no nome da estrutura, considera-se que é Cor é tomada como sendo a estrutura cujo nome contém a cadeia de texto 'COR'.

3.2.2 Computação do ângulo óptimo de irradiação tangencial

Para calcular o ângulo óptimo de irradiação tangencial, iterar num laço variando o ângulo de incidência de *0* do *pórtico,* anotando em cada iteração numa lista a soma percentual do volume da intersecção de um feixe simulado nesse ângulo 0 com PIp e com Cor ([Beam(0)] p| [PIp] + [Hsz(θ)] ∩ [Cor]), : desde que a intersecção com MC seja inferior a

2% do seu volume. Para calcular este volume, a cada 0 é iterado sobre os cortes do TAC com coordenadas z axiais onde coexistem PTV e OAR coexistem (uma lista de z-coordenadas comuns é criada de antemão). Em cada fatia j , são executados os três processos seguintes:

- **Criação do contorno** [**Beam(**0**)**]$_j$. Este contorno é um rectângulo que cumpre as características descritas em 3.1é definido pelas coordenadas dos seus quatro vértices. O seguinte procedimento é utilizado para calcular as coordenadas:

- Definir uma linha R com inclinação m_R =-cot(0) passando pelo ponto (5_{lat} 10 cm,10 cm), onde:

– Se define una recta R con pendiente m_R=-cot(θ) que pasa por el punto (δ_{lat}10 cm,10 cm), donde:

$$\delta_{lat} = \begin{cases} +1 \text{ si lateralidad derecha} \\ -1 \text{ si lateralidad izquierda} \end{cases} \quad (3.6)$$

A distância dessa linha a todos os pontos que formam o polígono do PTV nesse corte j é calculada para encontrar o ponto com a menor distância. Este será o ponto do PTV que será tangente ao lado do rectângulo no interior do paciente.

Estes dois primeiros itens são ilustrados na figura 3.3 à esquerda.

– Com base neste ponto e na inclinação da linha, são calculados os vértices do rectângulo. Os vértices do lado interior são tomados como aqueles que, estando na linha tangente ao PTV, estão a 50 cm de distância do ponto do PTV mais próximo da linha R original.

– Os outros dois vértices são retirados dos dois anteriores a uma distância de 50 cm de cada um deles, numa direcção perpendicular à linha tangente e numa direcção externa ao doente.

– O resultado final é um rectângulo de 100 x 50 cm cujos lados principais estão inclinados 0 graus em relação ao eixo anteroposterior do paciente e cujo lado principal interno é tangente ao PTV contornado nesse corte em um ponto.

Estes três últimos itens são ilustrados na figura 3.3 à direita.

- **Cálculo da área de cada OAR nessa fatia**. Usando as funções da classe *Polygon* da biblioteca *shapely.geometry*, é calculada a área formada pelo polígono composto pelos pontos de cada OAR. OARPIp, Cor e MC.

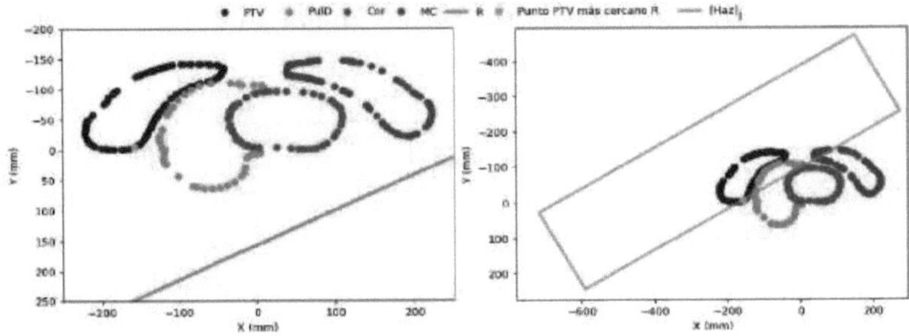

Figura 3.3: Diagrama gerado pelo programa durante a simulação de uma mama direita com 0=60° a uma fatia axial *j* arbitrária mostrando: (esquerda) conjuntos de pontos das estruturas de interesse, a linha R gerada, o ponto PTV mais próximo da linha; (direita) conjunto de pontos das estruturas de interesse e estrutura [Beam (0)]j. Neste paciente 0_{opt} =42°.

- **Cálculo da área exposta nessa fatia**. Usando também *shapely.geometry* calculamos o polígono de intersecção de cada um dos órgãos de risco: PIp, Cor e MC e a área de cada um deles.

Para calcular o volume de cada OAR e o volume intersectado pelo feixe de cada uma delas, o valor das áreas calculadas em cada fatia será armazenado cumulativamente, multiplicando-se por Az em cada iteração para obter estas variáveis no final do laço.
Se o volume intersectado de MC for inferior a 2% do seu volume, o ângulo de incidência 0 da iteração é registado numa lista e a soma das percentagens de PIp e Cor noutra.
Quando a iteração sobre os ângulos de incidência termina, o mínimo da primeira lista é pesquisado e a que ângulo de incidência corresponde na segunda lista. Esse será o ângulo 0_{opt} , de acordo com 3,5.

3.2.3 Computação do volume exposto de órgãos em risco

Uma vez calculado 0opt, utilizando este ângulo de incidência, o volume do OAR intersectado pelo feixe é calculado para o coração esquerdo e pulmão no caso do IM e pulmão direito no caso do MD, seguindo o procedimento da secção anterior.

3.2.4 Interpolação do volume de órgão em risco de receber pelo menos uma determinada dose

Se o programa detectar que existe um ficheiro '.grf' para o paciente em questão, descodifica esse ficheiro de texto. O ficheiro ARQUIVO DVH O ficheiro do TPS tem unidades absolutas de dose e volume. Com base na dose máxima recebida, identifica a prescrição. A fim de criar um modelo uniforme e independente de prescrição, as curvas DVH são renormalizadas de modo a que 95% do volume de PTV mamário tenha pelo menos 95% da DP de 4005 cGy. A identificação das estruturas de interesse no ficheiro é feita com os nomes presentes no DICOM FILE. Depois, com a biblioteca *científica,* os valores Vi(Dj) para as doses de Dj desejadas (introduzidos como valores no código) são interpolados. De acordo com a lateralidade i=PulD=PulD em MD e i==Cor, Puxar para dentro MI.

3.2.5 Geração de resultados

Utilizando a biblioteca *openpyxl,* os seguintes dados para cada paciente são despejados num ficheiro *Excel* para análise posterior:

- Identificação do paciente.
- Lateralidade.
- Distância longitudinal entre os contornos Az.
- Nome da estrutura identificada como PTV.
- Volume da estrutura identificada como PTV de acordo com TPS §.
- Volume da estrutura identificada como PTV.
- Nome da estrutura identificada como PIp.
- Volume da estrutura identificada como PIp PIp de acordo com TPS.
- Volume da estrutura identificada como PIp.
- Nome da estrutura identificada como Cor.

§Os volumes das estruturas TPS podem ser diferentes dos calculados pelo programa porque são calculados de forma diferente. O programa obtém este valor para cada órgão em risco através do DVH, de acordo com Vi(D=0 Gy) [cm^3] volume de OAR i recebendo pelo menos 0 Gy.

- Volume da estrutura identificada como Cor de acordo com TPS.
- Volume da estrutura identificada como Cor.
- Nome da estrutura identificada como MC.
- Volume da estrutura identificada como MC de acordo com TPS.
- Volume da estrutura identificada como MC.
- Ângulo óptimo de irradiação θ_{opt} .
- VIPIp[%].
- VP Ip(Dj)[%] (se ficheiro ARQUIVO DVH existe um ficheiro).
- VICor [%] (se lateral esquerdo).
- VCor (Dj)[%] (se lateralidade esquerda e se arquivo ARQUIVO DVH existe um ficheiro).

3.3 Calibração de modelos

São desenvolvidos dois modelos independentes: MD e MI. Em ambos os casos, as doses Dj (expressas em percentagem em relação à DP) para as quais V_{OAR}(Dj)[%] serão previstas são:

$$D_j[\%] = j \cdot 2.5\% \text{ con } j = 1, 2, \ldots, 39 \qquad (3.7)$$

Selecção de doentes

Uma coorte transversal de 96 pacientes diagnosticadas com cancro da mama em fase inicial que receberam TEN exclusivamente numa glândula mamária (57 à direita e 37 à esquerda) ou parede costal (2 casos de MD) entre 2020 e 2021 no Hospital Clmico Universitário Lozano Blesa em Saragoça.
Em 86% dos casos (54 MD e 29 IM), o leito tumoral foi irradiado com uma dose mais elevada do que o resto do peito. Nos restantes 14% (5 casos de MD e 8 de MI), toda a parede mamária/costal foi irradiada de forma homogénea.

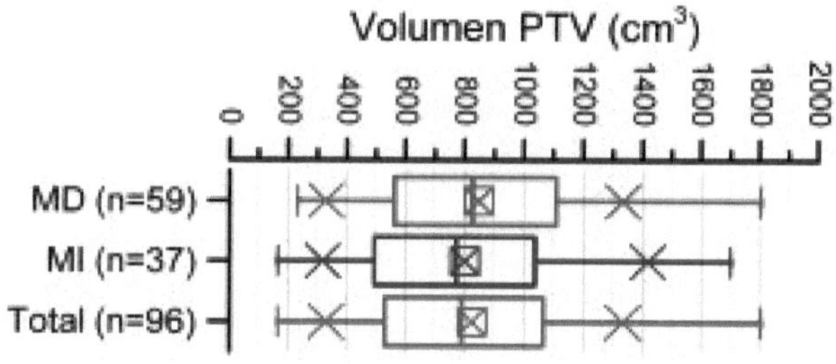

Figura 3.4: Caixa do volume irra- diated. - indica mínimos e máximos, x 10º e 90º percentis, ^ média. As linhas horizontais na caixa indicam quartil 1, mediana ou quartil 2 e quartil 3.

Simulação e contorno

Todas as imagens adquiridas para a simulação do tratamento foram obtidas num scanner de alta velocidade NX/i CT da General Electric. Todos os pacientes foram posicionados supine, head first. A espessura da fatia da reconstrução foi de 5 mm em todos os casos, excepto para 1 MD e 2 MI que foram feitos com 3 mm. Foi utilizado um plano inclinado para a imobilização. As estruturas foram contornadas com as ferramentas TPS *PCRT 3D* da *Tecnicas Radioflsicas S.L.* Os pulmões foram contornados utilizando a ferramenta de segmentação baseada no nível cinzento. O peito e o coração contralaterais são contornados manualmente por um técnico de radioterapia e dosimetria. O PTV mamário é contornado manualmente pelo oncologista de radiação de acordo com as directrizes de consenso internacional [37, 38]. Figura 3.4 3.4 representa a distribuição do volume PTV dos pacientes de cada modelo e do total. Todas as estruturas são contornadas exclusivamente sobre as fatias de CT da reconstrução.

Prescrição e restrições

A prescrição num total de 39 pacientes (24 MD e 15 IM) foi de 4005 cGy na glândula mamária em 15 sessões (267 cGy/fracção) e no caso da presença de *impulso* (20 casos de MD e 7 de IM) foi prescrita de forma integrada com 4800 cGy (320 cGy/fracção).

56 pacientes (34 MD e 22 MI) receberam um programa de tratamento de 2600 cGy em 5 sessões (520 cGy/fracção) com uma prescrição de dose integrada de 2900 cGy (580 cGy/fracção) na zona de *impulso* indicada em todos os casos.

Um paciente MD sem indicação de *impulso* foi tratado com um programa de tratamento semanal hipofractionado de 3000 cGy em 5 sessões (600 cGy/fracção) com uma fracção por semana.

Planeamento

O planeamento foi levado a cabo no TPS *PCRT 3D*, versão 6.1.1., para um acelerador de *impressão ONCOR (Siemens Healthineers)* com MLC *OPTIFOCUS* de 82 lâminas, 1 cm de largura em isocentro. A energia utilizada em todos os casos foi de 6 MV. A técnica utilizada foi 3D-CRT utilizando campos tangenciais que podem incluir campos reduzidos ou berços virtuais. O cálculo da dose é efectuado com uma grelha de 3 x 3 x 3 x 3 mm em cada direcção utilizando o algoritmo de sobreposição de cones colapsados descrito em [39]. Os ficheiros ARQUIVOS DVH Os ficheiros analisados pelo programa são os ficheiros de texto com extensão '.grf' que são exportados pelo planeador.

Capítulo 4
Resultados

Os dados são quase sempre uma medida imperfeita daquilo em que estamos interessados.

- David Spiegelhalter, A Arte da Estatística

4.1 Verificações do programa

Verifica-se, através da análise do ficheiro Excel contendo os observáveis obtidos após a execução da simulação sobre os 96 pacientes, que:

- A lateralidade interpretada estava correcta em todos os casos.
- A distância entre cortes, Δz, é apropriada em todos os casos.
- Todas as 384 estruturas foram identificadas com sucesso, para cada paciente: PTV, pulmão ipsilateral, coração e peito contralateral.

Funcionamento geral do algoritmo

Foram desenvolvidas funções que permitem a realização de gráficos, tais como os da figura 3.3, que nos permitem corroborar que o algoritmo executa os processos esperados. A geração correcta da linha recta R, do contorno [Haz *(0)]j* e dos pohgons gerados na intersecção deste último com PIp, Cor e MC em vários pacientes de cada modelo, em diferentes ângulos de incidência *0* e em diferentes cortes *j,* é verificada visualmente por meio destes gráficos.
Em todos os casos analisados, o comportamento é o esperado.

Cálculo de volume pelo programa

Para cada uma das estruturas de interesse para cada paciente, é calculado o erro relativo entre o volume da estrutura calculado pelo programa (soma da área de cada secção da estrutura por Az) e o volume da estrutura TPS, de acordo com a seguinte equação

$$\text{Error relativo }[\%] = 100 \cdot \frac{V_i^{TPS} - V_i^{programa}}{V_i^{TPS}}, \tag{4.1}$$

onde i = PTV, Cor, PIp, MC.

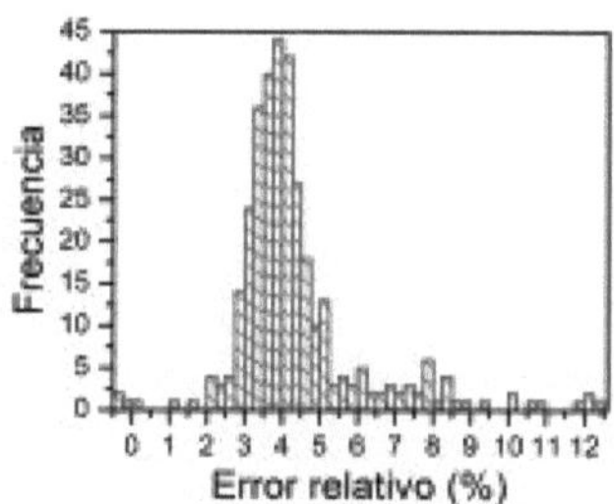

Figura 4.1: Histograma de frequência do erro relativo entre o TPS e o volume do programa.

Para analisar o desvio TPS TPS-no cálculo do volume de uma estrutura, um histograma de frequência do erro relativo é apresentado na Figura 4.1. 4.1.

Interpolação pelo programa

A coincidência entre a interpolação dos valores DVH do programa com os valores do TPS é verificada.

4.2 Calibração de modelos

Em ambos os modelos, é calculada uma linha de correlação a partir de cada OAR é calculado para cada uma das doses entre 2,5 e 97,5% das doses de prescrição.

Peito direito

A figura 4.2 mostra os resultados obtidos a partir do modelo de mama direita do pulmão direito: o coeficiente r de Pearson em função do nível de dose, encaixa linearmente em diferentes gamas de r e valores obtidos para a inclinação e ordenada na origem para cada nível de dose.

Peito esquerdo

As figuras 4.3 e 4.4 mostram respectivamente os resultados do modelo de mama esquerda obtidos para pulmão esquerdo e coração: o coeficiente r de Pearson em função do nível de dose, encaixa linearmente em diferentes gamas de r e valores obtidos para inclinação e ordenada na origem para cada nível de dose.

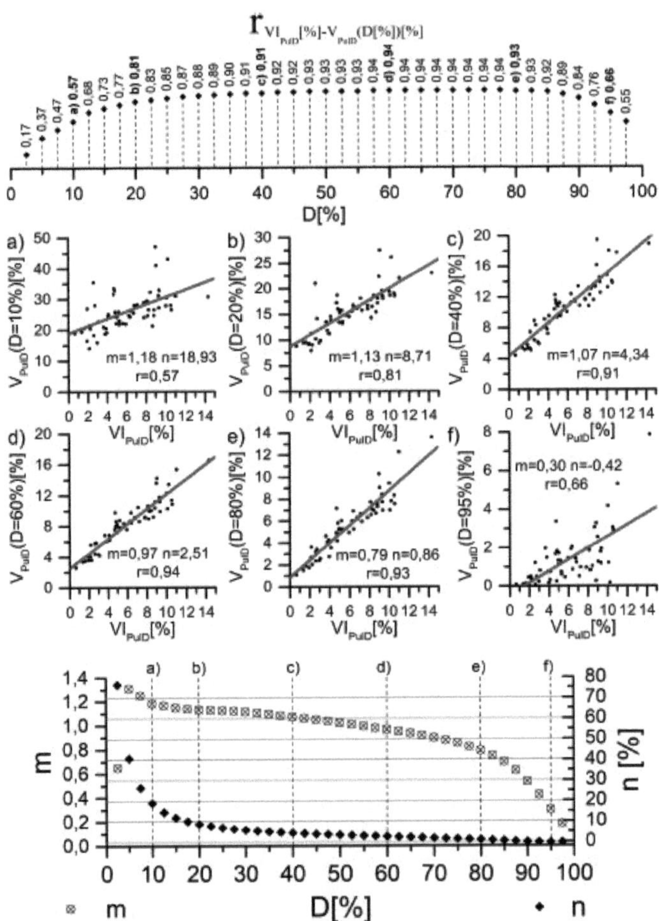

Figura 2: Resultados para o pulmão direito (MD, 59 pacientes). Gráfico superior: Coeficiente de correlação de Pearson entre o volume intersectado de PulD e a percentagem de PulD que recebe pelo menos uma dose de D [%]. Gráfico do meio: A amostra encaixa na linha y = mx + n para D= a) 10%, b) 20%, c) 40%, d) 60%, e) 80%, f) 95%. Lote inferior: inclinação m e ordenada na origem n da linha de ajuste para cada dose D [%].

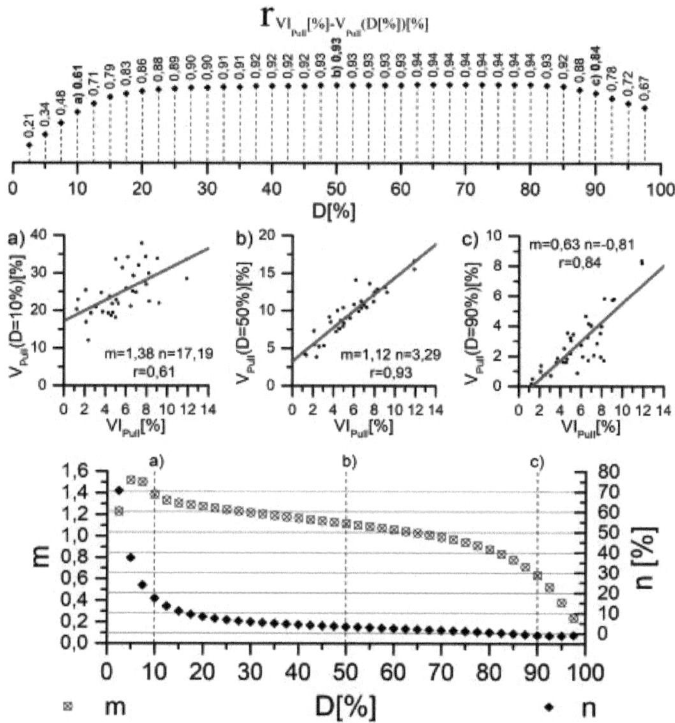

Figura 3: Resultados para o pulmão esquerdo (IM, 37 doentes). Gráfico superior: Coeficiente de correlação Pearson entre o volume intersectado do pulmão de IL e a percentagem de IL que recebe pelo menos uma dose de D [%]. Gráfico do meio: A amostra encaixa na linha y = mx + n para D= a) 10%, b) 50%, c) 90%. Gráfico inferior: inclinação m e ordenada na origem n da linha de ajuste para cada dose D [%].

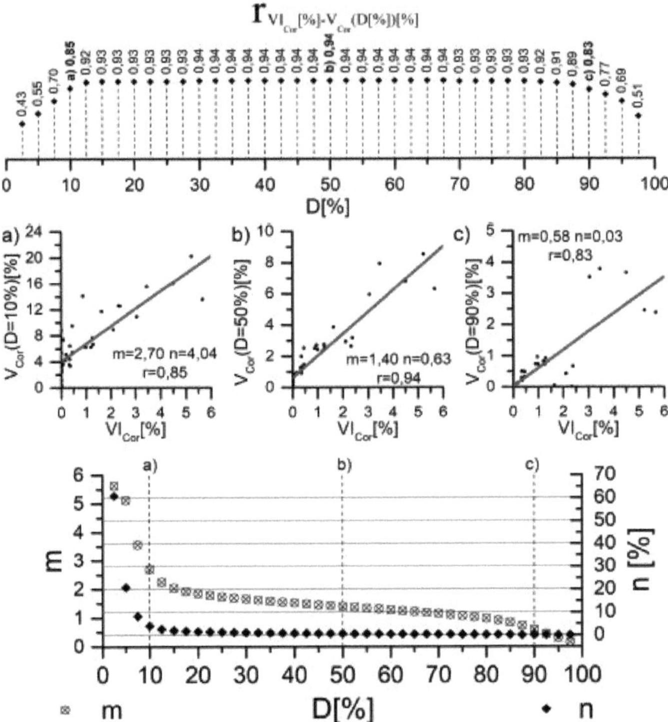

Figura 4: Resultados para o coração (MI, 37 doentes). Gráfico superior: Coeficiente de correlação Pearson entre o volume intersectado de Cor e a percentagem de Cor que recebe pelo menos uma dose de D [%]. Gráfico do meio: A amostra encaixa na linha y = mx + n para D= a) 10%, b) 50%, c) 90%. Gráfico inferior: inclinação m e ordenada na origem n da linha de ajuste para cada dose D [%].

Capítulo 5

Discussão

Os seus pressupostos são as suas janelas sobre o mundo. Esfregue-os de vez em quando ou a luz não entra.

- Alan Alda, *discurso de licenciatura da sua filha*

Cálculo de volume pelo programa

A discrepância em volumes computados por diferentes programas informáticos de ficheiros de estrutura idêntica é um problema conhecido e analisado em radioterapia [40]. A norma DICOM define as coordenadas das estruturas mas deixa o software livre para interpretar e reconstruir os volumes a partir delas.

Os detalhes do método de cálculo do volume no TPS são desconhecidos, mas presume-se que sejam mais precisos devido, entre outras causas possíveis, a duas relacionadas com a interpolação de estruturas.

Como pode ser visto na figura 4.1, o método de cálculo do volume pelo programa tende a subestimar o volume em relação ao TPS na maioria dos casos. A elevada frequência de casos em cerca de 4% sugere uma componente sistemática de discrepância entre os métodos de cálculo.

A primeira é a interpolação entre fatias axiais (interpolação longitudinal) que é implementada pela TPS. O programa desenvolvido calcula o volume, multiplicando a área da população numa fatia pela distância entre as fatias Δz. Ou seja, assume que o contorno permanece constante longitudinalmente até à próxima fatia (localizada a uma distância de $\Delta z = 5$ mm na maioria dos pacientes), como se fosse um prisma. No entanto, a TPS são mais precisos porque efectuam interpolações entre fatias axiais. Por exemplo, se contornar numa fatia axial reconstruída (que corta o eixo longitudinal em zc) e na seguinte (que corta o eixo longitudinal em $z_c + \Delta z$),), o TPS seria capaz de gerar contornos em planos axiais reconstruídos entre z_c y $z_c + \Delta z$ através de métodos de interpolação. Este processo seria equivalente no nosso modelo a ter uma espessura de cisalhamento Δz menor. Se, por exemplo, $\Delta z = 1$ mm, seria de esperar uma melhor

correspondência.
A segunda razão é a interpolação dentro da mesma fatia axial. O programa desenvolvido, para calcular a área da população que forma a série de pontos (x,y), junta estas coordenadas com linhas rectas (sem interpolação). No entanto, as soluções comerciais que utilizam o TPS para calcular volumes, efectuar interpolações bidimensionais complexas que unem a série de pontos que definem o contorno da estrutura em cada fatia com linhas curvas suaves.
A influência da componente sistémica do erro relativo no cálculo do volume é reduzida porque a variável final, VIOAR[%], é uma percentagem do volume, ou seja, uma relação de volumes absolutos (intersectados por feixe e total), sendo ambos afectados por erros sistémicos e a relação compensa-os em certa medida.
No entanto, é de esperar alguma melhoria nos resultados da correlação se o erro relativo do cálculo do volume for reduzido.
A grande dispersão positiva do erro relativo do gráfico 4.1, atingindo valores de até +12,0% em alguns casos, pode ser devido a estruturas com um pequeno volume absoluto. Nestas estruturas, o erro relativo não é um bom indicador de precisão, uma vez que este valor é muito sensível se a mensuranda for de uma ordem de grandeza semelhante ao erro.

Resultados do modelo

Os resultados da adaptação linear em doses diferentes dos três órgãos de risco mostram um comportamento semelhante: o modelo mostra uma correlação pior (coeficiente de Pearson inferior a 0,80) em doses baixas (inferior a 20% da dose prescrita) e doses muito altas (superior a 90%). Em doses intermédias, o coeficiente de correlação de Pearson é sempre superior a 0,80, sendo sempre superior a 0,90 em doses entre 35% e 85% da dose prescrita.
Este comportamento está de acordo com o que se espera de uma distribuição de dose típica num tratamento tangencial 3D. Utilizando o caso da figura 1.6 b) como um apoio ilustrativo, pode ser visto como:

- As curvas isodose inferiores distribuem-se por áreas maiores e mais afastadas do PTV do que as curvas isodose superiores.

- As curvas de isodose mais próximas da dose prescrita dificilmente se estendem a regiões dentro dos órgãos em risco.

A correlação do volume fechado por estas superfícies de isodose

dentro do órgão em risco com o volume do OAR intersectado pelo feixe tangencial será tanto melhor quanto maior for a sobreposição espacial destas duas regiões.
De acordo com este raciocínio, uma correlação mais pobre em doses baixas deve-se ao facto de uma grande parte do volume ocupado dentro do órgão em risco estar fora da estrutura [Haz(0_{opt})| |. Estas áreas não são tidas em conta nas definições 3.2, 3.3 y 3.4.
Em doses elevadas é o oposto, mas com o mesmo efeito. Uma parte importante do volume fechado pelas superfícies de isodose próximas da dose prescrita cai dentro da estrutura [Haz(0_{opt})], mas dificilmente dentro dos órgãos em risco. Por conseguinte, também dificilmente contribuem para as magnitudes das equações 3.2, 3.3 y 3.4.

Outros modelos na literatura

Na pesquisa bibliográfica, foram encontrados modelos que prevêem volume irradiado, sob feixe directo, de pulmão apenas [41] ou pulmão e coração [42]. Outro modelo mais recente [43] prevê a dose média de benefício de pulmão e coração nos tratamentos de mama em suspensão respiratória em comparação com a respiração livre. Nenhuma delas se baseia em estruturas mas na correlação entre as distâncias medidas na imagem adquirida na simulação do tratamento.
Os modelos descritos em [41] e [42] prevêem a percentagem de pulmão contida dentro de um feixe tangencial a partir do centro pulmonar com um coeficiente r=0,89 de Pearson no primeiro artigo, sem distinção de acordo com a lateralidade). No segundo artigo obtêm r=0,85 para pulmão esquerdo e r=0,88 para pulmão direito, também correlacionam esta distância com o volume cardíaco exposto, obtendo um r=0,58. Os volumes previstos nestes modelos são estimadores do grau de exposição do órgão em risco num tratamento tangencial, mas não fornecem informações sobre as doses absorvidas.
Os valores definidos neste modelo de acordo com 3.2, 3.3 e 3.4 e calculáveis a partir das estruturas podem ser bons indicadores gerais dependentes do paciente do grau de exposição destes órgãos sob o feixe tangencial.
O terceiro modelo citado em [43] prevê a redução média da dose no coração (r=0,63) em função da razão das distâncias definidas no mesmo e a redução média da dose no pulmão esquerdo (r=0,33) em função do seu volume respiratório livre.

Limitações do modelo

Para além das limitações na previsão do volume do órgão em risco exposto a doses baixas ou muito altas, o modelo apresentado limita-se a tratamentos sem irradiação de volume axilar.

Durante a construção do modelo, as pacientes da mama direita com volumes de gânglios linfáticos afectados foram também inicialmente incluídas, contudo os coeficientes de correlação obtidos foram consideravelmente piores porque nestes casos a ulD VIP não tem em conta o volume pulmonar excessivamente irradiado devido à proximidade de um gânglio linfático PTV ao pulmão. Como consequência, o modelo subestimou a *VPulD*. A solução em casos de mama com volumes de gânglios linfáticos irradiados não é tão simples como incluir na definição da estrutura do feixe também o PTV porque estes não são tão superficiais como o peito e o ângulo óptimo de irradiação do peito não é o mesmo que o destes volumes. Geralmente nos tratamentos estáticos 3D, estes volumes são irradiados usando vários feixes em forma de leque.

A filosofia do modelo torna-o adequado para tratamentos de mama tangencial onde o volume irradiado é superficial e existe uma direcção privilegiada de irradiação. Estas mesmas características dificultam a sua extensão a outras patologias ou técnicas VMAT.

Para simplificar, o modelo apresentado não tem em conta em momento algum a existência ou não de impulso. Seria de esperar uma melhoria nos resultados se fosse incluído um termo nas definições *VIOAR* que aumentasse esta magnitude inversamente proporcional à distância do contorno -OAR de impulso em cada corte.

O tempo de execução do programa por paciente depende principalmente e proporcionalmente do número de cortes em que PTV e órgãos em risco coexistem. Este número de fatias, para o mesmo paciente, será maior se a espessura da fatia Az for menor. Em qualquer caso, o tempo de simulação por paciente, executando o programa num computador de secretária LENOVO com um processador Intel Celeron G4900T de 2,90 GHz e obtido de 30 pacientes, foi inferior a 20 segundos em todos os casos, pelo que não é uma limitação.

Assistência na escolha da técnica de tratamento

O modelo é útil na escolha da técnica de tratamento, prevendo se o volume do OAR exposto a uma determinada dose é inferior ao imposto pelas restrições antes de planear o tratamento tangencial 3D. As restrições impostas a cada órgão em risco são indicadas pelo médico prescritor com base no fraccionamento prescrito e nas possíveis particularidades do paciente. Os modelos foram criados ad hoc em unidades relativas à dose prescrita, a fim de serem úteis para qualquer prescrição prescrita. No planeamento do tratamento, o objectivo não é apenas cumprir a restrição imposta, mas obter uma distribuição óptima da dose, limitada por parâmetros geométricos. Esta distribuição ideal da dose em valores relativos é única, independente da prescrição. Por esta razão, é válido renormalizar cada uma das curvas DVH das pacientes tratadas e assim obter resultados com um critério de cobertura comum em todos os casos (que 95% do volume de PTV mamário é coberto por 95% da dose prescrita) o que permite a comparação conjunta de tratamentos com diferentes prescrições, bem como com a mesma prescrição mas com uma cobertura diferente alcançada.

O processo geral da previsão consiste em exportar o ficheiro DICOM das estruturas de planeamento, executar o programa neste ficheiro para obter a VI_{OAR}[%] e calcular a previsão VOAR(D) obtida de acordo com a equação 3.1 e os dados m(D) e n(D) da calibração do modelo, no nosso caso, números: 4.2, 4.3 ou 4.4, conforme o caso.

A previsão compara VOAR(D) com a restrição imposta pelo oncologista de radiação, algumas das quais são mostradas no quadro 1.1 para pacientes sem comorbilidades cardíacas ou respiratórias.

Se o volume previsto for inferior à restrição imposta, serão obtidos resultados satisfatórios com o 3D-CRT, caso contrário é aconselhável planear directamente com uma técnica mais complexa.

Se a previsão apoia uma técnica de tratamento 3D através do cumprimento de constrangimentos, ter executado o modelo também nos disse o ângulo de pórtico ideal para planear com antecedência.

Conclusões

É um erro confundir estranheza com mistério.
- Sherlock Holmes, Um Estudo em Scarlet

Foi concebido e formulado um modelo teórico para correlacionar um parâmetro geométrico dependente do paciente com o volume de um órgão de risco que recebe pelo menos uma determinada dose em tratamentos de radioterapia tangencial estática da mama.
Foi desenvolvido e validado um programa Python que é capaz de calcular os observáveis do modelo com base nas suas regras.
Utilizando este programa, dois modelos foram calibrados para irradiação mamária esquerda e direita, utilizando um total de 97 pacientes tratados num acelerador ONCOR e planeados no PCRT 3D TPS, obtendo uma boa correlação na gama de doses entre 20 e 90% da dose prescrita na mama afectada e uma correlação excepcionalmente boa entre 35 e 85%. Não foram encontrados na literatura modelos preditivos com uma correlação tão boa.
As previsões obtidas podem ser utilizadas para empregar uma técnica de tratamento personalizado, evitando um possível re-planejamento.

[1] Hyuna Sung et al. "Global Cancer Statistics 2020: GLOBOCAN Estimates of Incidence and Mortality Worldwide for 36 Cancers in 185 Countries". In: CA: A Cancer Journal for *Clinicians* 71.3 (2021), pp. 209-249. dOi: https://doi.org/10.3322/caac.21660. uri: https://acsjournals.onlinelibrary.wiley.com/doi/abs/10.3322/caac.21660.

[2] Rede Espanhola de Registos Oncológicos. Estimativas da incidência de cancro em Espanha em 2021. Relatório disponível em: https://redecan.org. Acedido em 21-Dezembro-2021.

[3] Robert A. Smith et al. "The randomized trials of breast cancer screening: what have we learned? In: *Radiologic Clinics of North America* 42.5 (2004), pp. 793-806. issn: 0033-8389. doi: https://doi.org/10.1016/j.rcl.2004.06.014. url: https://www.sciencedirect.com/science/article/pii/S0033838904000880.

[4] Bethany L. Niell et al. "Screening for Breast Cancer". In: *Radiologic Clinics of North America* 55.6 (2017), pp. 1145-1162. issn: 0033-8389. doi: https://doi.org/10.1016/ j . rcl . 2017 . 06 . 004. url: https : //wwww . sciencedirect . com/ science / article / pii / S0033838917301070.

[5] Instituto Nacional de Saúde e Instituto Nacional do Cancro dos Estados Unidos da América. *Distribuição dos casos de Incidência SEER na Mama, 2009-2018*. Acesso 21-Dezembro-2021. url: https://seer.cancer.gov/statfacts/html/breast.html.

[6] Adrienne G. Waks, Eric P. Winer. "Breast Cancer Treatment: A Review. In: *JAMA* 321.3 (Jan. 2019), pp. 288-300. issn: 0098-7484. doi: 10.1001/jama.2018.19323. url: https://doi.org/10.1001/jama.2018.19323.

[7] Peter Hoskin. *Terapia de feixe externo*. 3ª ed. Radioterapia na Prática. Londres, Inglaterra: Oxford University Press, Maio de 2019.

[8] Yasuo Yoshioka et al. *Brachytherapy*. pt. 1ª ed. Singapura, Singapura: Springer, Ago. 2018.

[9] "Efeitos da radioterapia e das diferenças na extensão da cirurgia do cancro da mama precoce na recidiva local e na sobrevida de 15 anos:

uma visão geral dos ensaios aleatorizados. In: *The Lancet* 366.9503 (Dez. 2005), pp. 2087-2106. doi: 10.1016/s0140-6736(05)67887-7. url: https://doi.org/10.1016/s0140-6736(05)67887-7.

[10] Harry Bartelink et al. "Irradiação de peito inteiro com ou sem um impulso para pacientes tratados com cirurgia de conservação da mama para cancro da mama precoce: 20 anos de seguimento de um ensaio aleatório de fase 3". In: *The Lancet Oncology* 16.1 (2015), pp. 47-56. issn: 1470-2045. doi: https://doi.org/10.1016/S1470-2045(14)71156-8. url: https://www.sciencedirect.com/science/article/article/pii/S147020451471156 8.

[11] Jessica Crystal, Mark B. Faries. "Biopsia do Nódulo Linfático Sentinela". In: *Surgical Oncology Clinics of North America* 29.3 (July 2020), pp. 401-414. doi: 10.1016/j.soc.2020.02.006. url: https://doi.org/10.1016/j.soc.2020.02.006.

[12] Chirag Shah, Zahraa Al-Hilli, Frank Vicini. "Avanços na Radioterapia do Cancro da Mama: Implicações para a Prática Actual e Futura". In: *JCO Oncology Practice* 17.12 (2021), pp. 697-706. doi: 10.1200/OP.21.00635. url: https://doi.org/10.1200/OP.21.00635.

[13] Thalita Monteiro Obal, Neida Maria Patias Volpi, Simone Aparecida Miloca. "Abordagem multiobjectivo nos planos de tratamento do cancro por radioterapia". In: *Pesquisa Operacional* 33.2 (Ago. 2013), pp. 269-282. doi: 10.1590/s010101-74382013000200008. url: https://doi.org/10.1590/s010101-743820120130002000 08.

[14] Zoltan Varga et al. "Dose de radiação para as regiões nodais durante a irradiação mamária propensa versus supina". In: *Therapeutics and Clinical Risk Management* (May 2014), p. 367. dOi: 10.2147/tcrm.s59483. url: https://doi.org/10.2147/tcrm.s59483.

[15] Semaya Natalia Chen, Prabhakar Ramachandran, Pradip Deb. "Estudo comparativo dosimétrico de 3DCRT, IMRT, VMAT, Ecomp, e técnicas híbridas para radioterapia mamária". In: *Radiation Oncology Journal* 38.4 (Dez. 2020), pp. 270-281. dOi: 10.3857/roj.2020.00619. url:

https://doi.org/10.3857/roj.2020.00619.

[16] Sítio web internacional padrão DICOM: https://www.dicomstandard.org/. Acedido a 28-Jan-2022.

[17] Pieter Deseyne et al. "Irradiação mamária integral e nodal regional em posição prona versus supina no cancro da mama do lado esquerdo". In: *Radiation Oncology* 12.1 (Maio 2017). dOi: 10.1186/ s13014-017-0828-6. url: https://doi.org/10.1186/s13014-017-0828-6.

[18] Vincent Vakaet et al. "5-Year Outcomes of a Randomized Trial Comparing Prone and Supine Whole Breast Irradiation in Large-Breasted Women". In: *International Journal of Radiation Oncology-Biology-Physics* 110.3 (Julho 2021), pp. 766-771. dOi: 10.1016/j.ijrobp.2021. 01.026. url: https://doi.org/10.1016/j.ijrobp.2021.01.026.

[19] Carmen Bergom et al. "Deep Inspiration Breath Hold: Techniques and Advantages for Cardiac Sparing During Breast Cancer Irradiation". In: *Frontiers in Oncology* 8 (2018), p. 87. issn: 2234-943X. dOi: 10.3389/fonc.2018.00087. url: https://www.frontiersin.org/ article/10.3389/fonc.2018.00087.

[20] Xinzhuo Wang et al. "A respiração livre é melhor do que a respiração supina de inspiração profunda para radioterapia de peito inteiro à esquerda? Uma análise dosimétrica". In: *Strahlentherapie und Onkologie* 197.4 (Jan. 2021), pp. 317-331. dOi: 10 . 1007/s00066-020-01731-8. url: https://doi.org/10.1007/s00066-020-01731-8.

[21] Delia Ciardo et al. "Segmentação baseada em Atlas na radioterapia do cancro da mama: Avaliação de atlas específicos e genéricos". In: *The Breast* 32 (Abr. 2017), pp. 44-52. dOi: 10. 1016/j.breast.2016.12.010. url: https://doi.org/10.1016/j.breast.2016.12.010.

[22] Nalee Kim et al. "Auto-segmentação baseada em Atlas para planeamento de radioterapia pós-operatória em cancros endometriais e cervicais". In: *Radiation Oncology* 15.1 (May 2020). dOi: 10.1186/ s13014-020-01562-y. url: https://doi.org/10.1186/s13014-020-01562-y.

[23] Timo Kiljunen et al. "A Deep Learning-Based Automated CT Segmentation of Prostate Cancer Anatomy for Radiation Therapy Planning-A Retrospective Multicenter Study". In: *Diagnostics* 10.11 (Nov. 2020), p. 959. dOi: 10.3390/diagnostics10110959. url: https: //doi.org/10.3390/diagnostics10110959.

[24] *Relatório 62 da Comissão Internacional sobre Unidades e Medidas de Radiação: Prescrição, Gravação e Comunicação da Terapia por Feixe de Fótons.*

[25] Joanne S Haviland et al. "The UK Standardisation of Breast Radiotherapy (START) trials of radiotherapy hypofractionation for treatment of early breast cancer: 10-year follow-up results of two randomised controlled trials". In: *Lancet Oncol.* 14.11 (Out. 2013), pp. 1086-1094.

[26] Adrian Murray Brunt et al. " Resultados de Dez Anos de RAPIDEZ: Um ensaio aleatório controlado de radioterapia de 5 fracções de peito inteiro para cancro da mama precoce". In: *Journal of Clinical Oncology* 38.28 (2020), pp. 3261-3272. dOi: 10.1200/JCO.19.02750. url: https://doi. org/10.1200/JCO.19.02750.

[27] Adrian Murray Brunt et al. "Radioterapia mamária hipofractiva durante 1 semana versus 3 semanas (FAST-Forward): eficácia de 5 anos e efeitos tardios dos tecidos normais resultam de um ensaio multicêntrico, não-inferiorizado, aleatorizado, fase 3". In: *The Lancet* 395.10237 (Maio 2020), pp. 16131626. dOi: 10.1016/s0140-6736(20)30932-6. url: https://doi.org/10.1016/s0140- 6736(20)30932-6.

[28] Sasa Mutic et al. " Garantia de qualidade para simuladores de tomografia computorizada e o processo de simulação de tomografia computorizada: Relatório do Grupo de Trabalho nº 66 do Comité de Radiação Terapêutica AAPM". In: *Medical Physics* 30.10 (Sept. 2003), pp. 2762-2792. dOi: 10.1118/1. 1609271. url: https://doi.org/10.1118/1.1609271.

[29] Jennifer B. Smilowitz et al. Smilowitz et al. "AAPM Medical Physics Practice Guideline 5.a.: Commissioning and QA of Treatment Planning Dose Calculations - Megavoltage Photon and Electron Beams". In: *Journal of Applied Clinical Medical Physics* 16.5 (2015), pp. 14-34. dOi: https : / /doi . org/ 10 . 1120 /

jacmp . v16i5 . 5768. url: https : // aapm . onlinelibrary . wiley.com/doi/abs/10.1120/jacmp.v16i5.5768.

[30] Eric E. Klein et al. "Task Group 142 report: Quality assurance of medical accelerators)". In: *Medical Physics* 36.9Part1 (Ago. 2009), pp. 4197-4212. doi: 10.1118/1.3190392. url: https://doi.org/10.1118/1.3190392.

[31] Indra J. Das et al. "Accelerator beam data commissioning equipment and procedures: Report of the TG-106 of the Therapy Physics Committee of the AAPM". In: *Medical Physics* 35.9 (Ago. 2008), pp. 4186-4215. doi: 10.1118/1.2969070. url: https://doi.org/10.1118/ 1.2969070.

[32] Seung Yong Song et al. "Hypofractionated Radiotherapy With Volumetric Modulated Arc Therapy Decresce Postoperative Complications in Prosthetic Breast Reconstructions: A Clinicopathologic Study". In: *Frontiers in Oncology* 10 (2020), p. 2526. issn: 2234-943X. doi: 10 . 3389 / fonc . 2020 . 577136. url: https : / /wwww . fronteirasin . org / article / 10 . 3389/fonc.2020.577136.

[33] Javier Sanz et al. " Once-Weekly Hypofractionated Radiotherapy for Breast Cancer in Elderly Patients: Efficacy and Tolerance in 486 Patients". In: *BioMed Research International* 2018 (2018), pp. 1-9. doi: 10.1155/2018/8321871. url: https://doi.org/10.1155/2018/ 8321871.

[34] Raquel Ciervide et al. "Neoadjuvant Chemoradiation for Unfavavourable BreastCancer Patients: A Prospective Cohort Study". In: *Journal of Clinical Trials* 9:3 (2019).

[35] Wei Zhang et al. "Dosimetry and Feasibility Studies of Volumetric Modulated Arc Therapy With Deep Inspiration Breath-Hold Using Optical Surface Management System for Left-Sided Breast Cancer Patients". In: *Frontiers in Oncology* 10 (2020), p. 1711. issn: 2234-943X. doi: 10.3389/fonc.2020.01711. url: https://www.frontiersin.org/article/10.3389/ fonc.2020.01711.

[36] Moyed Miften et al. " Limites de tolerância e metodologias para verificação baseada em medidas IMRT QA: Recomendações do Grupo de Tarefa AAPM No. 218". In: *Medical Physics* 45.4 (Mar.

2018), e53-e83. doi: 10.1002/mp.12810. url: https://doi.org/10.1002/mp.12810.

[37] Birgitte V. Offersen et al. "ESTRO consensus guideline on target volume delineation for elective radiation therapy of early stage breast cancer". In: *Radioterapia e Oncologia* 114.1 (2015), pp. 3-10. issn: 0167-8140. doi: https://doi.org/10.1016/j.radonc.2014.11.030. url: https://www.sciencedirect.com/science/article/pii/S016781401400 5246.

[38] Benjamin D. Smith et al. "Radiation therapy for the whole breast: Executive summary of an American Society for Radiation Oncology (ASTRO) evidence-based guideline". In: *Practical Radiation Oncology* 8.3 (May 2018), pp. 145-152. doi: 10.1016/j .prro.2018.01.012. url: https://doi.org/10.1016/j.prro.2018.01.012.

[39] Alejandro Garrna Romero, Miguel Canellas Anoz, Dolores Lardies Fleta. "Desenvolvimento e verificação de Monte Carlo de um algoritmo de sobreposição de cones colapsados para o cálculo de feixes de fotões em radioterapia". Em: *Rev. Med.* 10 (Nov. 2009), pp. 187-198.

[40] Richa Sharma et al. "A Statistical Study based on comparison between two treatment planning systems while export RT structure set". In: (2015), pp. 364-367. doi: 10.1007/978-3- 319-19387-8_87. url: https://doi.org/10.1007/978-3-319-19387-8_87.

[41] Bruce A. Bornstein et al. " Podem ser utilizadas medições de simulação para prever o volume pulmonar irradiado nos campos tangenciais em doentes tratados para o cancro da mama? In: *International Journal of Radiation Oncology, Biology, Physics* 18.1 (Jan. 1990), pp. 181-187. doi: 10.1016/0360-3016(90)90282-o. url: https://doi.org/10.1016/0360-3016(90)90282-o.

[42] Indra J Das et al. "Análises de volume de dose pulmonar e cardíaca com simulador de TAC no tratamento de cancro da mama". In: *International Journal of Radiation Oncology, Biology, Physics* 42.1 (Aug. 1998), pp. 11-19. doi: 10 . 1016 / s0360 - 3016(98)00200 - 4. url: https : //doi.org/10.1016/s0360-3016(98)00200-4.

[43] Ning Cao et al. "Predictores de poupadores de dose cardíaca e pulmonar em DIBH para tratamento de mama esquerda". In: *Physica Medica 67* (Nov. 2019), pp. 27-33. dOi: 10.1016/j.ejmp.2019.09.240. uri: https://doi.org/10.1016/j.ejmp.2019.09.240.

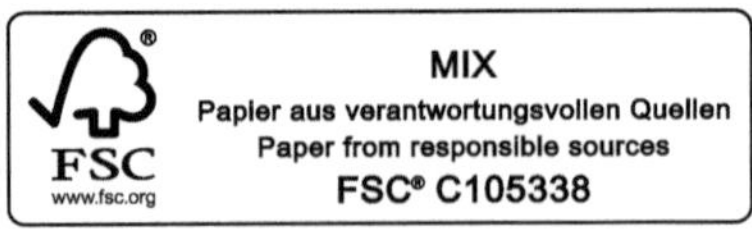

Printed by Books on Demand GmbH, Norderstedt / Germany